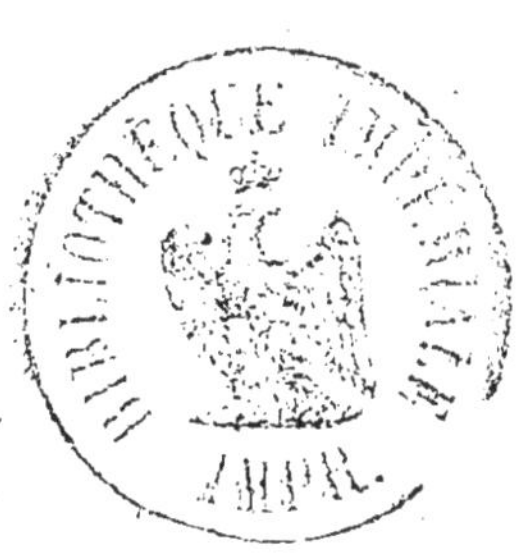

NOUVEAU TRAITÉ

DES

HÉMORRHOÏDES.

ON TROUVE CHEZ LE MEME LIBRAIRE.

IMPRIMERIE D'HIPPOLYTE TILLIARD,

RUE DE LA HARPE, N° 78.

NOUVEAU TRAITÉ

DES

HÉMORRHOÏDES,

OU

EXPOSÉ DES SYMPTOMES,
DU DIAGNOSTIQUE, DE LA MARCHE, DU PRONOSTIC,
DES CAUSES ET DU TRAITEMENT DE CETTE
FACHEUSE MALADIE;

SUIVI

D'UN FORMULAIRE DE PRESCRIPTIONS MÉDICAMENTEUSES EMPLOYÉES
CHEZ LES HÉMORRHOÏDAIRES.

Par C. S...

DOCTEUR EN MÉDECINE DE LA FACULTÉ DE PARIS, MEMBRE DE PLUSIEURS SOCIÉTÉS SAVANTES, ETC.

Prix, broché : 2 fr.

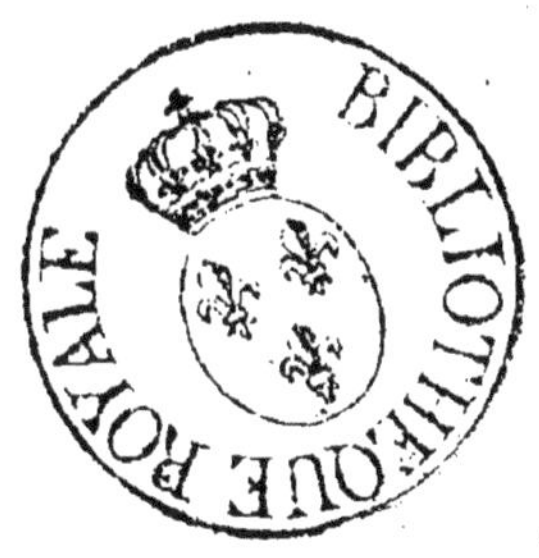

A PARIS,

CHEZ GERMER BAILLIÈRE, LIBRAIRE,
SUCCESSEUR DE Mme. AUGER-MÉQUIGNON,
RUE DE L'ÉCOLE DE-MÉDECINE, N. 13 (bis).

1830.

Avant-propos.

Les attributions du médecin vraiment digne de ce nom, ne sont pas renfermées seulement dans l'exercice de son ministère; elles s'étendent aussi aux secours dont peuvent être ses lumières pour *prévenir* les maladies.

Ces secours, par malheur très bornés dans quelques circonstances, sont cependant plus étendus en général que ne le croient les personnes étrangères à l'art, et même le vulgaire des médecins, qui se montre peu soucieux de l'hygiène.

Quant à moi, persuadé que des notions générales sur les maladies les plus répandues dans la société, préviendraient bien des accidents (1) chez les personnes qui en sont atteintes ou menacées, je ne cesserai de répéter, que si la médecine *sans médecin* n'est que le paradoxe du charlatanisme, qui veut, par la nouveauté de l'enseigne, sortir de l'obscurité où il végète, l'HYGIÈNE, code médical de l'homme sain et de l'homme infirme, devrait entrer dans le cadre d'une éducation complète. Or, comment appliquer cet art préservateur aux affections dont on ignore les causes et les symptômes? Comment l'individu menacé d'hémorrhoïdes saura-t-il éviter les lits mous, la position assise, etc., s'il ignore que ces circonstances sont au nombre des causes occasionelles de cette maladie? Il est donc

---

(1) C'est ce que je me propose de mettre en évidence dans un ouvrage qui est sur le point de paraître, et dans lequel je fais voir que certaines précautions hygiéniques bien simples peuvent prévenir quelquefois l'apoplexie, les maladies des voies urinaires, etc.; retarder les progrès de quelques autres, telles que l'asthme: (LETTRES D'UN MÉDECIN A UN VIEILLARD, ou *Conseils aux personnes qui ont passé l'âge mûr, sur les soins hygiéniques les plus propres à prolonger leur vie, et à prévenir les infirmités qui les menacent*. Paris, 1830; in-8 br. A Paris, chez Germer-Baillère, libraire.)

vrai que des notions générales sur les infirmités dont elles souffrent, sont nécessaires aux personnes qui veulent mettre en pratique les préceptes hygiéniques. Mais ces préceptes ont-ils réellement l'utilité que je leur attribue? Ils l'ont à un si haut degré, que telle affection qui aurait gardé sa bénignité pendant toute la vie, peut prendre un caractère mortel par l'inobservance des règles de l'hygiène qui lui sont applicables. Ainsi, tel hémorrhoïdaire qui aurait parcouru une longue carrière, meurt victime d'un cancer au rectum, pour n'avoir pas observé, plus souvent encore pour avoir ignoré les précautions nécessaires à prendre dans sa position.

Voilà qui me justifie pleinement, je pense, du reproche de lancer dans le monde mes réflexions sur un sujet qui semble au premier coup d'œil ne devoir s'agiter qu'entre *gens du métier*.

Mais je prévois une objection : si vous êtes, me dira-t-on, si intimement convaincu du danger qu'il y a à mettre la médecine entre des mains profanes, pourquoi consacrer un chapitre au traitement? n'est-il pas entièrement du ressort de l'homme de l'art?...

J'en conviens : néanmoins, comment, en présence d'un charlatanisme éhonté, qui compte le nombre de ses succès par celui de ses victimes, se refuser à éclairer des malades qui, demain peut-être, vont tomber dans les piéges tendus à leur crédule ignorance ? ma tâche ne fût-elle pas restée incomplète, n'eût-elle pas perdu son but d'utilité, si ne trouvant pas ici l'opinion du médecin éclairé sur le traitement des hémorrhoïdes, le lecteur allait, en quittant cet ouvrage, donner sa confiance aux panacées de l'empirisme?...

Rassuré par toutes ces raisons contre mes premiers scrupules, je me suis donc décidé à traiter cette matière. Ce ne sera pas toutefois sans recommander vivement à ceux qui liront le dernier chapitre, de n'en faire usage que comme d'un sauf-conduit contre les pièges des charlatans, et une voix de plus dans les avis qu'ils recevront de leur médecin.

S***** D. P.

TRAITÉ

DES

HÉMORRHOÏDES.

Chapitre premier.

DÉFINITION DES HÉMORRHOIDES.

LEURS DIVERSES ESPÈCES.

En médecine, comme ailleurs, la confusion dans les mots amène inévitablement la confusion dans les choses. La dénomination *d'hémorrhoïdes* a été appliquée à tant de maladies différentes, que lorsqu'on l'emploie devant des personnes étrangères à l'art, il faut leur rendre compte de ce qu'elles doivent entendre par là. Pour beaucoup d'entre elles, en effet, tout symptôme morbide ayant son siége aux environs de l'anus, annonce *des hémorrhoïdes*. Elles trouvent même d'ignorants médicastres, qui dans l'embarras de distinguer des affections se confondant par des caractères voisins, les confirment dans leur erreur avec une imperturbable assurance.

Nous nous croyons autorisé, d'après les nouvelles recherches du docteur Jobert de Lamballe (1), à réserver ce nom à « des tumeurs formées par la dilatation ou par la rupture des veines du rectum (2), autrement *des varices* rectales », et nous entendons par *flux hémorrhoïdal*, un écoulement de sang provenant des veines qui s'ouvrent dans cette même portion du canal intestinal.

On a établi de nombreuses divisions dans l'histoire de cette maladie; je n'en rapporterai pas l'aride et longue nomenclature, la plupart d'entre elles ne valent pas même la peine d'être mentionnées. Aujourd'hui que l'esprit philosophique introduit avec tant de bonheur dans la médecine, n'admet que ce qui est susceptible d'une démonstration rigoureuse, on a répudié une foule d'idées non moins hypothétiques

(1) Voyez l'excellent article que cet habile observateur a consacré aux hémorrhoïdes, dans le tome 1er de son traité des *Maladies chirurgicales du Canal intestinal*. Paris, 1829, 2 vol. in-8°.

(2) On nomme ainsi la dernière portion des intestins; elle est située dans le bassin et se termine par un orifice nommé anus. Ajoutons, pour l'intelligence de ce qui suit, que le rectum est entouré de très nombreuses veines, et tapissé à l'intérieur d'une membrane mince, rougeâtre, qu'on appelle *muqueuse*.

qu'absurdes sur l'*acrimonie*, la nature *mélancolique* du sang chez les hémorrhoïdaires; je ne distinguerai donc que des hémorrhoïdes *accidentelles* ou produites par une cause *locale, mécanique,* et d'autres *constitutionnelles*, résultant d'une cause *organique* ou *vitale*, comme un anévrisme du cœur, un engorgement chronique du foie, etc. On pourrait classer aussi ces tumeurs en *externes* ou groupées autour de l'anus, et *internes*, ou situées plus profondément dans l'intestin; encore cette division, comme nous le verrons plus tard, n'est pas bien rigoureuse.

Chapitre second.

SYMPTOMES DES HÉMORRHOIDES.

C'est une erreur de croire que les hémorrhoïdes sont au nombre de ces affections locales, que l'examen le plus superficiel ne laisse jamais ignorer. Soit que le trouble qu'elles suscitent sympathiquement dans les divers organes ait donné le change au malade comme au médecin sur le point de départ et le siége réel de la maladie, soit que l'Esculape ait omis, par une négligence coupable, de s'assurer par lui-même de l'état de la partie souffrante, toujours est-il qu'on est quelquefois tombé dans des erreurs graves pour n'avoir pas su remonter dès le principe à la source du mal ; aussi ne craindrons-nous pas d'être trop longs en traçant les symptômes multipliés qui forment le cortége de l'affection hémorrhoïdale.

Symptômes précurseurs et généraux. Avant qu'aucun signe local indique le but du travail morbide suscité dans l'économie, des phénomènes avant-coureurs se déclarent quelquefois, et portent le désordre dans toutes les fonctions. On éprouve un malaise général, un sentiment de tension et de pesanteur dans les reins et dans les hypochondres, des douleurs vagues en divers points du ventre, de la démangeaison à la peau, presque constamment de la constipation. Tous ces symptômes s'évanouissent bientôt à l'apparition des tumeurs ou du flux hémorrhoïdal, et les signes locaux survivent seuls.

Néanmoins, si la fluxion ne s'opère que difficilement et lentement sur le rectum, si le malade est doué d'une vive susceptibilité nerveuse, ou se trouve dans cet état de surabondance sanguine qu'on nomme *pléthore*, si surtout les hémorrhoïdes au lieu d'être le résultat d'une circonstance accidentelle, reconnaissent pour cause de leur développement une modification organique profondément entée dans l'organisme, les symptômes généraux s'annoncent de plus loin et sous un aspect plus grave : c'est alors que surviennent des maux de tête violents, des vertiges, des tintements d'oreille, des palpitations, de l'oppression, de vives douleurs d'estomac avec vomissements spasmodiques et distension du ventre. Le docteur Jobert, en explorant cette partie chez quelques hémorrhoïdaires, a pu reconnaître que le foie momentanément augmenté de volume par la gêne de la circulation, occasionait cette distension et la plupart des troubles qui se manifestent (1). Néanmoins cet appareil formidable se dissipe de lui-même à mesure que l'effort hémorrhagique se localise sur le rectum, et le foie revient à son volume naturel dès que le cours du sang se rétablit dans les veines qui s'y distribuent.

Mais les choses ne se passent pas toujours ainsi ; d'abord disons une fois pour toutes, qu'il est extrêmement rare de trouver réunis sur un même individu tous les symptômes caractéristiques d'une maladie. Ce sont comme des traits épars sur diverses figures, et qu'on rassemble dans les livres pour en former un tableau. Il y a plus, ces symptômes que nous avons vus signaler l'apparition des hémorrhoïdes, manquent quelquefois totalement. Cela a lieu surtout quand elles sont le résultat d'une cause purement mécanique, et dont la sphère d'action ne s'étend pas au-delà de la partie malade. Au milieu des apparences d'une santé parfaite, du sang s'écoule tout à coup de l'anus, et révèle au malade l'infirmité dont il est inopinément atteint.

Symptômes locaux. Si l'on n'avait pour se guider dans l'étude des maladies que les troubles généraux qu'elles suscitent dans divers organes, on serait exposé à de continuelles méprises ; heureusement que

(1) Ouvrage cité, p. 146, t. I.

les symptômes locaux ne manquent jamais, du moins dans le cas qui nous occupe ; les voici :

Un sentiment de gêne des plus incommodes se fait sentir vers l'anus. Cet orifice est contracté, douloureux, une démangeaison insupportable s'y fait sentir. Ce n'est pas sans beaucoup souffrir, que les malades vont à la garde-robe. Cet ensemble de phénomènes n'apparaît d'abord que par intervalles, puis il revient fréquemment, puis il ne laisse plus au patient un seul moment de tranquillité. Outre les symptômes généraux dont nous avons parlé plus haut, il en est de propres aux organes que leur fâcheux voisinage du rectum expose à quelques dérangements. Ainsi, l'irritation hémorrhagique de l'intestin peut se propager à la vessie et aux organes génitaux, occasioner des envies fréquentes d'uriner, de la cuisson dans le canal de l'urèthre, d'où s'écoule même quelquefois, pendant les efforts de la défécation, un fluide blanc que le professeur Chaussier prétendait être la liqueur séminale ou celle que fournit la glande prostate. Van-Swiéten, célèbre médecin, cite un cas de suppression d'urine occasionée par des hémorrhoïdes, et qui disparut quand l'écoulement sanguin se fut établi. Le docteur Larroque cite un médecin, chez lequel le flux hémorrhoïdal était remplacé par un catarrhe de la vessie, qui faisait taire les douleurs du fondement.

Enfin après plusieurs jours de souffrances plus ou moins vives, nulles par un heureux privilége chez quelques personnes, on voit apparaître aux environs de l'anus et dans le point où les élancements sont le plus vifs, une petite tumeur fort douloureuse, qui se gonfle, prend une couleur rouge ou violette, est suivie ou non de quelques autres, développées de la même manière, jusqu'à ce qu'ayant laissé suinter le sang qui la distendait, elle s'affaisse, se flétrit, ou même disparaît entièrement : phénomène qu'on observe quelquefois sans qu'il y ait eu écoulement de sang, mais qui est toujours suivi, d'une manière comme de l'autre, de rémission complète dans les douleurs.

De quelle nature sont les tumeurs hémorrhoïdales, sous quel aspect, en quel nombre apparaissent-elles? Quelle sorte de sang exhalent-elles? Questions importantes qui vont nous occuper.

Les tumeurs hémorrhoïdales se présentent généralement sous deux formes; tantôt bosselées, molles, bleuâtres, disparaissant plus ou moins par la pression; tantôt ce sont des espèces de poches ou *kystes* creusés dans les aréoles de nos tissus, affectant la forme de tubercules alongés ou globuleux, adhérant, quand ils sont anciens, au moyen d'un cordon charnu nommé *pédicule*, qui les rend très mobiles. Avant les travaux du docteur Jobert, on croyait généralement que cette seconde espèce de tumeur, remplie de sang *artériel*, différait essentiellement de la première, qui n'étant autre chose que des *varices*, contenait seulement du sang veineux; mais l'habile observateur que je viens de citer a prouvé par des expériences et des arguments sans réplique, que toutes les hémorrhoïdes sont constituées, dans le principe, par la dilatation de quelques veines; que le sang épanché autour d'elles par leur rupture, forme le noyau des kystes hémorrhoïdaux; qu'ainsi cette maladie, sous quelque forme qu'elle se présente, n'est autre chose que des *var[illegible] des veines rectales* (1); D'après cela, il est inutile de nous étendre longuement, à l'exemple de plusieurs auteurs, sur l'aspect du sang dans cette maladie. Il sera noir ou rouge, liquide ou en caillots, selon qu'il sera sorti par jets ou goutte à goutte, qu'il aura été évacué promptement ou aura séjourné dans le rectum. Cette dernière circonstance contribue seule à lui donner l'odeur fétide qu'il exhale quelquefois. Néanmoins il est d'observation générale que chez les individus cacochymes, épuisés par une cause quelconque, le sang qui s'écoule de l'anus est noir, séreux, et ne se coagule pas, tandis qu'il est rouge et très riche en caillots chez les hémorrhoïdaires qui se trouvent dans

(1) Ouvrage cité, p. 127, t. I.

des circonstances opposées. C'est ce qui a fourni la distinction de cette hémorrhagie en *active* et *passive*; mais il n'y a là d'autre différence que la force ou la faiblesse du malade, ce qui ne justifie pas la séparation d'une maladie en deux classes opposées.

Les tumeurs distendues par le sang sont ordinairement le siége d'élancements sourds, ou de picotements extrêmement douloureux. Dans cet état, leur grosseur peut varier depuis celle d'un pois jusqu'à celle d'une noix, et même, dit-on, d'un œuf de poule : quelques-uns enchérissent encore, et disent jusqu'à la grosseur du poing!!! C'est trop... Quoi qu'il en soit, les tumeurs externes acquièrent toujours un moindre développement, parce qu'elles éprouvent plus de résistance de la part de la peau qui les entoure. Leur nombre et leur disposition varient; on en voit le plus souvent d'une à quatre; plus rarement six, isolées dans le principe de la maladie, mais finissant par former, si elles durent plusieurs années, un bourrelet bosselé autour de l'anus. Leur longueur est diverse, d'autant plus grande qu'elles sont plus anciennes; elle va quelquefois, selon le docteur Larroque, à un pouce. La quantité de sang rendue par les hémorrhoïdaires est très variable; les tumeurs n'en laissent suinter que quelques gouttes, à moins qu'elles ne crèvent; mais dans le flux hémorrhoïdal proprement dit, la perte de sang monte à plusieurs onces, et même à quelques livres. Néanmoins on ne saurait ajouter foi à ce que certains auteurs amis du merveilleux ont débité là-dessus; il y a lieu d'admirer la bonhomie avec laquelle un auteur contemporain rapporte, d'après Pezold, la très incroyable histoire d'un individu qui, en un seul accès, perdit soixante-quatre livres de sang !!!...

Chapitre troisième.

DIAGNOSTIC DES HÉMORRHOIDES.

Les symptômes généraux qui forment le prélude de l'hémorrhagie hémorrhoïdale présentent un caractère trop indécis pour qu'on puisse affirmer d'après eux l'existence de cette affection ; l'examen des tumeurs du rectum peut donc seul mettre sur la voie; mais ce n'est pas encore assez pour porter un *diagnostic* certain, si l'on ignore les différences qui existent entre les hémorrhoïdes etcertaines maladies qui se développent à la même place.

Il est arrivé qu'on a pris pour des varices rectales, un relâchement de l'intestin qui, formant un bourrelet charnu autour de l'anus, se gonflait par la stase du sang, et prenait un aspect violacé assez équivoque pour en imposer à des observateurs superficiels; mais un peu d'attention suffira pour éviter cette méprise.

Les tumeurs hémorrhoïdales externes ont quelques traits d'analogie avec les excroissances qui se développent à la marge de l'anus, chez les personnes infectées du virus vénérien; mais ces excroissances qui prennent toutes sortes de formes, sont stationnaires, généralement pâles et indolentes, à moins qu'elles ne soient ulcérées; elles laissent suinter non du sang, mais une matière sanieuse, purulente; elles ne présentent pas ces phénomènes de congestion sanguine dont les hémorrhoïdes sont périodiquement le siége; enfin les symptômes développés dans d'autres organes, portant le cachet non méconnaissable du principe qui leur donne naissance, achèvent d'éclairer le malade sur la nature équivoque de ces tumeurs.

Les hémorrhoïdes internes peuvent être confondues avec cette autre espèce de tumeurs rougeâtres, dures ou mollasses, qui se développent dans la plupart des cavités et des organes creux, notamment dans la matrice, dans les fosses nasales, et qu'on nomme *polypes*. Des caractères certains les feront cependant reconnaître. Les polypes mettent beaucoup de temps à s'accroître; ils ne sont pas sujets à s'enflammer et à augmenter subitement de volume, puis à s'affaisser après avoir exhalé du sang; on les trouve constamment de la même grosseur, de forme alongée, très mobiles, et ne devenant jamais le siége de douleurs comparables à celles que provoquent les hémorrhoïdes, à moins qu'une inflammation développée dans l'intestin ne les fasse dégénérer en squirrhes.

Dans l'inflammation chronique du rectum, la membrane qui le recouvre intérieurement acquiert quelquefois une épaisseur considérable, et en rétrécit le calibre; d'autres fois à la surface de cette membrane, s'élèvent des végétations ou excroissances, qui pourraient en imposer au premier abord pour des tumeurs hémorrhoïdales; mais il suffira pour éviter cette erreur, de consulter dans le chapitre suivant les caractères de l'inflammation du rectum.

Chapitre quatrième.

MARCHE, TERMINAISON DES HÉMORRHOIDES,

MALADIES QUI LES COMPLIQUENT.

La marche des hémorrhoïdes n'a rien de régulier. Dans les cas les plus ordinaires, les accidents cessent d'eux-mêmes au bout de quelques jours ; quelquefois ils persistent pendant plusieurs mois consécutifs.

Les hémorrhoïdes peuvent se montrer une fois et ne plus reparaître : cela arrive surtout quand elles dépendent d'une cause mécanique, comme chez les femmes grosses, qui en sont ordinairement débarrassées après leur accouchement ; mais en thèse générale, tant que la cause qui leur a donné naissance subsiste, on ne peut espérer une guérison radicale. Celle-ci n'est pas surtout facile, si les veines distendues depuis long-temps ont perdu leur élasticité et ne peuvent plus revenir sur elles-mêmes, ainsi qu'il arrive d'un ressort auquel on a fait subir un trop haut degré d'extension.

Chez un grand nombre d'hémorrhoïdaires, les accès, n'affectant aucune périodicité, reviennent tantôt au bout de quelques semaines, tantôt au bout de plusieurs mois ; quelquefois même des années entières les séparent, et plus d'un malade a pu se croire débarrassé à tout jamais de cette fâcheuse infirmité, lorsqu'un écart de régime, une constipation opiniâtre ont ramené tous les accidents.

Chez d'autres, le retour d'une saison, ou toute autre cause ignorée rappelle à des époques régulières l'écoulement hémorrhoïdal dont alors la durée et la quantité se renferment dans des limites à peu près constantes. On cite même des individus chez lesquels cette hémorrhagie reparaissait chaque mois, comme le tribut menstruel chez les femmes. Mais il est bien rare qu'elle reste assujettie à ces lois fixes. En général, les hémorrhoïdes sont une des infirmités qu'il est le plus difficile de maintenir à leur état de simplicité. Tantôt prenant un accroissement insolite, elles deviennent la source d'intolérables souffrances, tantôt elles produisent dans les tissus où elles ont leur siége des désorganisations incurables : souvent on les voit se supprimer brusquement sous l'influence d'un travail morbide qui s'opère dans un autre organe, ou disparaître spontanément sans cause appréciable; circonstance qui n'est jamais indifférente, si les hémorrhoïdes sont anciennes; parce qu'un écoulement qui dure depuis long-temps, est pour ainsi dire une nouvelle fonction par laquelle l'économie est habituée à se débarrasser des principes nuisibles ou surabondants. La mort a été, dans quelques cas, la suite d'une hémorrhagie provenant de la rupture des tumeurs; ainsi périrent l'illustre Copernic, et Arius, ce fameux hérésiarque du quatrième siècle. Quelquefois les orifices ou pores par lesquels les veines s'abouchent dans le rectum, s'ulcèrent, et amènent ainsi des pertes de sang réitérées, à la suite desquelles succombe le malade. C'est ce dont le docteur Jobert s'est convaincu par l'ouverture des corps de plusieurs individus.

Une des complications les plus fréquentes des hémorrhoïdes, c'est leur inflammation et celle du rectum; cette dernière même les accompagne si souvent, qu'elle leur emprunte quelquefois leur nom; on a qualifié très improprement du titre d'*hémorrhoïdes blanches*, un écoulement de glaires ou mucosités, qui forme un des signes les plus caractéristiques de cette inflammation. Complication peu grave, si elle n'existe qu'à un faible degré, elle le devient quand elle acquiert de l'intensité. On éprouve de vives douleurs, la fièvre se déclare; quelquefois des accidents sympathiques apparaissent vers la tête ou l'estomac. L'inflammation peut déterminer des abcès et des fistules du rectum, ou, ce qui est pis encore, la gangrène des tumeurs : de là des épanchements de matières fécales dans le bassin, accident mortel, ou des hémorrhagies dont l'abondance épuise le malade. Le cas n'est pas moins grave quand l'inflammation se prolonge sous le type chronique; il peut en résulter une désorganisation incurable, l'horrible cancer!

Dans certaines circonstances, les tumeurs internes entraînent la membrane qui tapisse l'intérieur de l'intestin; celle-ci se renverse sur elle-même comme un doigt de gant, et forme autour de l'anus un bourrelet rouge, gonflé et douloureux : c'est ce qu'on désigne sous le nom de *chute du fondement*, affection aussi incommode que dégoûtante, triste et fréquent apanage de la vieillesse.

Faisons remarquer, en terminant ce chapitre, qu'il ne faut pas conclure de la coexistence de deux maladies, leur dépendance de cause à effet. En médecine comme en bien d'autres choses, l'argument *cum hoc ergo propter hoc*, est la source d'une foule d'erreurs. Je n'indiquerai donc pas les maladies qui n'ont avec les hémorrhoïdes d'autre rapport que la coïncidence: c'est le tableau tout entier des infirmités humaines qu'il faudrait dérouler.

Chapitre cinquième.

PRONOSTIC DES HÉMORRHOIDES.

Déjà on a pu juger par ce qui précède, quel degré de gravité ou d'innocuité les hémorrhoïdes présentent selon les circonstances; achevons d'éclaircir cette question, sur laquelle se concentre toute la sollicitude des malades.

On peut compter cette infirmité au nombre de celles dont on guérit rarement, et surtout dont on ne guérit pas impunément, lorsque, déclarée depuis long-temps, elle a pour ainsi dire acquis droit de domicile. Mais lors même que la prudence permet de s'en débarrasser, cette guérison, qui ne pourrait être le fruit que d'une opération chirurgicale ou d'un long traitement, ne trouve pas seulement des obstacles dans la nature du mal; les malades souvent répugnent à s'en délivrer au prix de nombreux sacrifices, ou d'une opération dont le nom seul les épouvante. On préfère donc vivre avec son ennemi, on s'en console même; car on a foi au proverbe, qui dit : les hémorrhoïdes sont un brevet de longue vie... Mais si l'on voit des hémorrhoïdaires parcourir une longue carrière exempts d'infirmités, pour ce petit nombre qui n'a pas à se plaindre de son lot, a-t-on compté tant d'autres chez lesquels la disparition subite de l'écoulement a coïncidé avec de graves maladies, et tous ceux chez lesquels les hémorrhoïdes ont perdu leur caractère primitif de simplicité, occasioné des squirrhes, des inflammations, des hémorrhagies mortelles?

Avouons cependant qu'elles n'offrent pas toujours autant de danger. Celles qui s'établissent à la suite d'anévrisme du cœur, d'engorgement du foie, produisent souvent un amendement réel dans ces graves maladies. Nous examinerons plus loin la question de savoir si même il n'est pas utile de les provoquer dans certaines circonstances.

Les hémorrhoïdes peu volumineuses et en petit nombre, sont de toutes les moins défavorables. Quant au contraire elles sont le siége de douleurs vives et prolongées, leur influence se fait bientôt ressentir sur l'économie tout entière : les fonctions digestives s'altèrent, le malade tombe dans une maigreur alarmante.

Les tumeurs situées à la marge de l'anus, ont des

conséquences beaucoup moins graves que les autres, puisqu'elles ne gênent pas le passage des matières fécales, ne peuvent pas entraîner la chute du fondement, sont enfin moins douloureuses et plus accessibles aux divers moyens de traitement.

L'hémorrhagie hémorrhoïdale, si elle est assez abondante pour énerver les forces, doit amener de toute nécessité une prompte détérioration dans l'économie; si, sans être très copieuse, elle arrive dans un âge avancé, elle ne peut qu'affaiblir encore les ressorts languissants de la vie, et hâter le terme fatal. Cependant on regarde généralement comme désavantageuses les hémorrhoïdes qui ne coulent pas du tout (hémorrhoïdes aveugles). Une légère soustraction de sang, qui ne se répète qu'à des intervalles éloignés, et dans une juste mesure avec les forces générales et l'âge du sujet, est donc la condition la plus favorable aux hémorrhoïdaires.

Chapitre sixième.

CAUSES DES HÉMORRHOIDES.

L'étude des causes des maladies présente à l'observateur un double intérêt. En effet c'est en recherchant quelles circonstances peuvent développer ou réveiller certaines affections, qu'on peut tracer aux valétudinaires le régime de vivre le plus propre à les éviter, et qu'on fonde le véritable traitement *préservatif*; de plus, les maladies persistant fréquemment sous la seule influence des causes qui les ont fait naître, la connaissance de celles-ci est encore la condition préliminaire et indispensable d'un traitement *rationnel*.

Causes prédisposantes. Les climats et les saisons ont-ils une influence directe sur la production des hémorrhoïdes? On a cru remarquer que cette maladie était plus commune dans les pays chauds. Il est certain aussi que ses attaques se font surtout sentir vers l'époque des équinoxes et du solstice. Mais établir entre ces phénomènes une corrélation directe de cause à effet, c'est ce qui n'est pas possible. Tout ce qu'il est permis de dire, c'est que la constitution atmosphérique imprime à l'économie certaines mutations organiques d'où peut résulter une prédisposition à telle ou telle maladie, et peut-être aux hémorrhoïdes. A l'appui de cette manière de voir, quelques auteurs ont tracé le tableau de la complexion propre suivant eux aux hémorrhoïdaires. On leur attribue un teint jaunâtre, de grosses veines serpentant sous la peau; de la maigreur, des cheveux noirs, des passions violentes, un grand appétit avec une constipation habituelle; mais ce portrait, créé par l'imagination de l'illustre Sthal, n'est pas toujours d'une exacte ressemblance. Quant à ce que mon expérience personnelle m'a appris là-dessus, je puis assurer avoir vu des hémorrhoïdaires jaunes et maigres, d'autres replets et fleuris, tantôt bilieux et sanguins, tantôt nerveux et lymphatiques, et cela en proportion assez égale pour laisser douter de quel côté penchait la balance. Il est juste néanmoins de noter un grand embonpoint comme une prédisposition certaine aux hémorrhoïdes.

Nous serons moins indécis quand il s'agira d'indiquer l'âge auquel la maladie dont nous traitons se montre le plus fréquemment. C'est bien incontestablement l'âge adulte, de trente-cinq à cinquante ans; plus près de cette dernière époque chez les femmes. On en devine facilement la raison : la nature cherche à suppléer par cette fonction artificielle à la fonction naturelle qui vient de cesser. Il n'est pas à dire pour cela que d'autres âges en soient exempts. C'est quelquefois une des infirmités qui accompagnent le vieillard jusqu'à son tombeau; c'est aussi (quoique dans des cas très rares), le partage de l'enfance; mais il y a lieu alors de soupçonner l'hérédité. Ceci a besoin d'explication. Est-il vrai que les hémorrhoïdes doivent être comptées parmi ces maladies dont les parents lèguent à leurs enfants le triste héritage? On cite des exemples à l'appui de cette opinion. M. Larroque parle d'une famille entière, composée de huit à neuf personnes, qui se plaignaient plus ou moins des atteintes de cette infirmité; un auteur allemand cite un fait analogue. On ne peut guère expliquer la chose autrement chez les enfants hémorrhoïdaires peu de temps après leur naissance; cependant des médecins estimables s'élèvent contre cette manière de voir. Comment, disent-ils, une affection dépendant presque entièrement de causes accidentelles, pourrait-elle être héréditaire? Mais d'abord il est inexact de prétendre qu'elle soit toujours le résultat de causes mécaniques ou accidentelles; elle peut avoir sa source dans une cause entièrement vitale ou organique : et c'est seulement de cette classe qu'on peut entendre *la transmission*. Ensuite ne pas savoir comment une chose se fait, n'est pas une raison pour la récuser quand les faits l'attestent. Que de choses dont nous ignorons le *comment*, le *pourquoi*, et qu'il nous faut croire cependant, à moins de tomber dans le scepticisme le moins philosophique! Les mêmes médecins disent qu'on voit des parents hémorrhoïdaires au plus haut degré, sans que leurs enfants contractent cette infirmité, et réciproquement; mais il en est absolument de même des maladies dont l'hérédité est le mieux constatée. La *prédisposition* a pu exister, et la maladie ne s'être pas développée, parce qu'elle a été modifiée par des causes particulières, par d'autres maladies, ou tout simplement parce qu'elle n'a pas été mise en jeu par une cause *occasionelle*; qu'un individu né de parents hémorrhoïdaires vive avec une grande sobriété, fasse de l'exercice, évite, en un mot, tout ce qui pourrait provoquer des hémorrhoïdes, il est très probable qu'il n'en contractera pas, quand même il y serait *prédisposé*. Quant à ce qu'on voit atteintes de cette infirmité, des personnes dont les parents en étaient exempts, qu'est-ce que cela prouve? La maladie qui se transmet de père en fils, n'a-t-elle pas commencé à un individu? Après avoir combattu ces objections, parce qu'elles nous semblaient fausses, avouons que les preuves ne sont pas assez concluantes de l'autre côté pour décider la question, et attendons que de nouveaux travaux puissent l'éclaircir. Si nous nous sommes étendus sur ce point, c'est qu'il en vaut la peine. La question de l'hérédité des maladies se rattache aux plus hautes considérations de l'ordre social, de l'hygiène privée, et des liens de famille.

Quel est le sexe le plus fréquemment atteint d'hémorrhoïdes? Question qui ne nous offre pas plus d'éléments de certitude que la précédente. La lecture des auteurs ne sert qu'à embarrasser le lecteur, car ils opinent tous différemment. L'opinion qui me semble le plus approcher de la vérité, est celle du docteur Montègre. Suivant lui, un plus grand nombre de femmes éprouvent des attaques hémorrhoïdales; mais le plus ordinairement ces attaques sont passagères, tandis que chez les hommes elles persistent en général avec plus de constance et de régularité.

Causes occasionnelles ou déterminantes. Nous venons d'examiner les causes qui prédisposent aux hémorrhoïdes : ce sont des circonstances générales qui dominent, pour ainsi dire, les cas particuliers. Recherchons maintenant comment les causes dites *déterminantes* agissent pour mettre en jeu cette prédisposition.

Si l'on veut réduire à son expression la plus simple cet ordre de causes, on peut dire que c'est toute circonstance qui fait affluer ou séjourner habituellement dans les veines rectales une quantité surabondante de sang : telle est une constipation opiniâtre, tels sont des efforts répétés pour aller à la garde-robe, pour rendre les urines, la compression exercée sur l'intestin par une tumeur morbide, par des grossesses fréquentes, la position assise constamment gardée. Il est facile de comprendre comment ces causes tendent à faire stagner le sang dans le rectum; il ne l'est pas moins d'expliquer comment d'autres causes l'y attirent : telles sont les boissons excitantes, chaudes, (le thé, le café) (1), les suppositoires, ou la présence d'un corps étranger dans l'intestin, l'abus des lavements chauds et irritants, l'équitation chez les individus qui en font un exercice continuel, l'irritation de la vessie ou du vagin.

Enfin on remarque que, chez les individus disposés à contracter cette infirmité, ou qui déjà en ont éprouvé des atteintes, tout ce qui tend à augmenter la masse du sang et à le rendre plus stimulant, comme le défaut d'exercice, une nourriture succulente; tout ce qui peut surexciter la sensibilité du canal digestif, comme les écarts de régime, l'abus des spiritueux, etc., développe promptement une attaque.

Les maladies des poumons, du cœur et du foie, qu'on ne trouve pas mentionnées dans les traités sur

---

(1) Hildebrand cite l'observation d'une dame atteinte d'hémorrhoïdes pour avoir fait abus de ces liqueurs.

les hémorrhoïdes parmi les causes de cette maladie, y disposent néanmoins d'une manière puissante, en apportant obstacle au cours du sang, qui reflue des vaisseaux de la poitrine dans les veines du bas-ventre, et y stagne. Aussi ces affections forment-elles une fâcheuse complication du flux hémorrhoïdal, qu'elles aggravent ordinairement en le rendant plus copieux. C'est ce que M. Jobert a eu occasion de constater dans ses nombreuses dissections, et ce qu'il a très-bien démontré dans l'excellent ouvrage que nous avons eu souvent occasion de citer (1). Enfin les affections morales tristes, les émotions vives ont été rangées aussi parmi les causes de l'affection hémorrhoïdale, qu'on a vue fréquemment survenir, si l'on en croit les auteurs, à la suite d'accès de colère.

(1) Op. cit., t. 1er, p. 144 et 145.

Chapitre septième.

HYGIÈNE DES HÉMORRHOIDAIRES.

Convaincu que s'il est quelques moyens de rendre moins fréquentes les maladies attachées à notre condition d'hommes civilisés, c'est dans l'hygiène qu'il faut les chercher; nous allons indiquer avec quelque détail les soins que nous croirons les plus propres à prévenir les hémorrhoïdes, ou au moins à empêcher qu'elles n'aient pour la santé de fâcheuses conséquences.

Il arrive à une certaine époque de la vie, que le cours du sang se rallentissant dans l'économie, le mouvement nutritif languit, les humeurs séjournent dans les tissus : de là l'embonpoint qu'on voit communément acquérir aux hommes de quarante à cinquante ans; de là aussi résulte, pour les personnes de cet âge menacées d'hémorrhoïdes, la nécessité d'éviter toutes les causes qui peuvent attirer le sang dans le bas-ventre, ou l'y faire séjourner. Ces causes, nous les avons en partie indiquées dans le chapitre précédent, dont celui-ci ne doit être en quelque sorte que l'application ou le commentaire.

Si mille considérations sociales n'enchaînaient pas l'homme de nos jours, et ne dominaient pas ses goûts et ses besoins, je recommanderais aux hémorrhoïdaires d'habiter un climat tempéré, loin des glaces du nord et du ciel brûlant du midi. S'ils n'ont pas le choix, qu'ils se fassent, ainsi que Voltaire, *un climat dans leur maison*; que leurs habitations offrent une température douce et uniforme, qu'ils évitent surtout de chauffer exagérément leurs chambres à coucher. Un séjour trop prolongé au lit leur est contraire; celui-ci doit être de crin et offrir une certaine résistance au poids du corps, la plume entretenant autour du bassin une espèce de bain de vapeurs très propre à favoriser les hémorrhagies du rectum.

La position assise est la moins favorable aux hémorrhoïdaires : la cause en est dans la chaleur qu'elle entretient autour du fondement, et aussi dans la gêne légère qu'elle apporte à la circulation du bassin et des membres inférieurs.

Mais si quelques malades peuvent mettre à profit cet avis, combien d'autres, condamnés par leur profession à rester assis pendant tout le cours de la journée, ne pourront en profiter! Il est néanmoins pour ceux-ci même quelques précautions à indiquer qui ne sont pas indifférentes à leur bien-être. Les fauteuils et autres siéges rembourrés ne sont propres qu'à augmenter l'afflux du sang vers le rectum. Les bourrelets troués dans le milieu, qui sont d'un usage banal chez les bureaucrates, doivent être surtout signalés comme les plus défectueux. La partie qui n'est pas soutenue par un plan résistant, se dilate par l'abord du sang, et plonge dans l'ouverture du coussin, qui produit à peu près l'effet d'une ventouse. Une simple chaise de paille fournit donc le siége le moins nuisible, sinon le plus cher à la mollesse. J'insiste sur cette précaution comme indispensable aux personnes qui ont déjà ressenti plusieurs attaques d'hémorrhoïdes, ou qui en sont menacées.

Le désir d'être utile me sauvera du reproche d'être minutieux, en attaquant une habitude qui n'a pas même pour elle la bienséance, et qui a un inconvénient réel pour les personnes disposées au flux hémorrhoïdal : je veux parler de la manie ridicule qu'ont quelques hommes de prendre position, pans retroussés, et dos au feu, devant toutes les cheminées.

Tout ce qui comprime fortement la poitrine et le ventre gêne nécessairement la circulation dans les viscères qui y sont renfermés; j'indiquerais donc les hémorrhoïdes comme une des nombreuses maladies que peuvent produire des corsets trop serrés, si je ne craignais que mon impuissant anathème n'allât se perdre *dans le désert* avec les déclamations éloquentes de Rousseau (1). Ne pourra-t-on obtenir de nos Parisiennes, qu'en gardant leurs corsets, elles n'en fassent pas un instrument de torture, et ne passent plus leur vie dans une demi-asphyxie?....

Certaines personnes ont contracté l'habitude de se faire donner tous les soirs un lavement chaud; c'est faire tout ce qu'il faut pour provoquer des hémorrhoïdes. D'autres, copies vivantes du *malade imaginaire*, se purgent régulièrement plusieurs fois l'an, pour les maladies qu'elles ont.... en perspective. Je ne puis que répéter ce que je viens de dire sur les résultats de ce préjugé, heureusement plus rare depuis que les nouvelles doctrines médicales commencent à se faire jour dans le public. J'indiquerai aussi, comme nuisible aux hémorrhoïdaires, les bains chauds, dont on se fait quelquefois une habitude, mais qui conviennent à fort peu de sujets. Les bains froids pris pendant que les tumeurs fluent, pourraient amener une suppression subite.

Un médecin de nos jours a dit : « Il n'est presque

---

(1) J'aurais d'ailleurs affaire à trop forte partie, depuis que des *fashionables*, hommes de mœurs toutes viriles, ont adopté le corset, et que même quelques *ci-devant* ont trouvé dans cet affublement un moyen des plus propres à modérer la force expansive de leur abdomen.

personne qui ne puisse devenir hémorrhoïdaire en mangeant beaucoup, buvant autant, faisant peu d'exercice, et restant habituellement assis. » L'assertion est peut-être un peu exagérée, mais elle contient un fonds de vérité propre à faire voir quelle influence fâcheuse ont sur la production de cette maladie les écarts de régime; aussi des aliments doux, pris en quantité modérée, tels que légumes, viandes blanches, poissons, des boissons non alcooliques, sont-elles la condition première de guérison pour ceux qui en sont atteints, et le moyen le plus infaillible d'éloigner les accès.

Nous avons placé parmi les causes occasionelles des hémorrhoïdes une constipation opiniâtre; c'est dire qu'on doit chercher à la vaincre par tous les moyens possibles; des lavements d'eau savonneuse, d'huile d'amandes douces remplissent ordinairement ce but. Au défaut de succès, une demi-once d'huile de ricin dans une tasse de bouillon aux herbes, amènera une détente salutaire.

Enfin, et pour dernier précepte, je recommanderai un exercice modéré qui, portant une légère excitation à la peau, et équilibrant le cours du sang dans les divers appareils, est très propre à prévenir les congestions sanguines du ventre chez les sujets pléthoriques, et surtout chez les femmes, à l'époque de la cessation des règles (1), remarquant toutefois que les mouvements brusques et pénibles doivent être évités principalement aux approches des attaques hémorrhoïdales.

(1) Ce sujet est développé plus au long dans les CONSEILS AUX FEMMES SUR L'AGE PRÉTENDU CRITIQUE, OU CONDUITE A TENIR LORS DE LA CESSATION DES RÈGLES. Troisième édition, augmentée de NOUVELLES CONSIDÉRATIONS SUR LES FLUEURS BLANCHES, LA PREMIÈRE APPARITION DES RÈGLES ET LES DÉRANGEMENTS DE LA MENSTRUATION; Paris 1829, 1 vol. in-8. br. 2 fr. A Paris, chez Germer Baillère, libraire, rue de l'École-de-Médecine, n. 13 *bis*.

Chapitre huitième.

TRAITEMENT DES HÉMORRHOIDES.

Nous l'avons déjà dit, et nous ne saurions trop le répéter : Si vous cherchez la guérison d'une maladie, enquérez-vous d'abord de ses causes. Il suffit quelquefois de retrancher à un disciple de *Berchoux* les mets succulents dont il se nourrit, pour le débarrasser de la goutte ou des hémorrhoïdes ; d'autres fois, pour arriver au même résultat, il ne s'agit que de rétablir un écoulement supprimé, raviver une éruption éteinte.

Il n'est pas moins important d'interroger l'état général des fonctions ; ainsi l'on peut faire avorter des hémorrhoïdes récentes dues à la gêne de la circulation, lorsque cette gêne dépend elle-même d'un engorgement du foie, d'un anévrisme de cœur, etc., en évacuant une certaine quantité de sang.

On a conseillé contre les hémorrhoïdes récentes

les bains frais, des demi-lavements à la même température, des lotions et injections d'eau vinaigrée, de dissolution d'alun et de sel de Saturne. Un médecin peut seul juger de l'à-propos de ces médications, qui pourraient être dangereuses dans certains cas.

On a proposé un moyen de guérir radicalement les tumeurs externes qui sont formées par ces *kystes* que nous avons décrits précédemment. Ce moyen consiste à comprimer chacun d'eux avec le doigt, jusqu'à ce que, par cette opération fréquemment réitérée dans la journée, on soit parvenu à aplatir complétement la tumeur.

On conçoit qu'une semblable guérison ne peut qu'être le prix d'une persévérance dont tout le monde peut-être ne serait pas capable; encore faut-il dire que c'est seulement dans le cas d'hémorrhoïdes récentes qu'on peut en attendre du succès. Dans les moments où l'on ne comprime pas, il est bon de soutenir l'anus au moyen d'un tampon de linge maintenu par un bandage.

Quant aux tumeurs internes, si le malade ne se décide pas à les faire enlever par un chirurgien, et qu'elles gênent le passage des matières fécales, il faut introduire dans le rectum des mèches faites avec l'éponge préparée, substance qui, possédant la propriété de se dilater par l'humidité, comprime graduellement et sans douleur le bourrelet hémorrhoïdal. On lui substitue ensuite, quand elles ont commencé à opérer leur effet, une canule de gomme élastique de gros calibre, qui a l'avantage de laisser passer les matières sans qu'on soit obligé d'enlever l'appareil.

Tant que les hémorrhoïdes sont indolentes et ne prennent pas d'accroissement, les précautions hygiéniques que nous avons indiquées dans le chapitre précédent, suffisent pour éloigner tout accident fâcheux, et réduire cette affection morbide à une simple infirmité, incommode à la vérité, mais qui pourrait être pis que cela.

Lorsque, par une cause quelconque, les tumeurs se gonflent, s'enflamment, deviennent douloureuses, ou lorsqu'un flux abondant s'établit par l'anus, l'art doit être invoqué pour enrayer la marche du mal.

Je ne saurais rien indiquer de plus favorable aux hémorrhoïdaires qu'un régime sévère, la diète même dans certains cas. On raconte qu'un condamné à mort se décida, pour échapper aux horreurs du supplice, à ne plus prendre aucun aliment ni aucune boisson, et qu'au bout de quelques jours il se vit débarrassé d'un flux de sang et d'hémorrhoïdes dont il souffrait depuis longues années. Je ne conseille pas, et personne, je pense, ne sera tenté de se soumettre à pareille expérience; mais nous réduirons notre malade au strict nécessaire; nous lui prescrirons les légumes aqueux et fondants, les œufs frais, le laitage pour toute nourriture, l'eau pour toute boisson. Cette dernière restriction pourra paraître dure: néanmoins je suis inflexible sur ce point, et ne me départs qu'en faveur d'une bière légère, qu'on peut boire impunément. Pendant la journée il faut faire usage de boissons délayantes, limonade, eau d'orge, eau de chiendent, eau de veau. S'il y a de la constipation, on ajoute un gros de sel de tartre soluble, par pinte de tisane. Il faut sévèrement interdire la position assise; si le malade est forcé d'écrire, que ce soit debout; qu'il se couche, pendant le reste du temps, non dans un lit dont la chaleur lui serait nuisible, mais sur un sommier de crin.

Voilà pour le traitement général; maintenant quels sont les moyens locaux à employer contre les tumeurs?

Si elles sont le siége d'une vive chaleur, d'une douleur intense, on appliquera sur la marge de l'anus un cataplasme frais, fait avec de la farine de graine de lin mélangée à une décoction de têtes de pavots. On donnera des demi-lavements avec cette dernière décoction, à laquelle on ajoutera des fleurs de mauve. On fera fréquemment des lotions tièdes avec ce même liquide sur les parties douloureuses. Si l'on est obligé de rester debout, on substituera aux cataplasmes, dont l'emploi serait trop gênant, une pommade dont le choix ou le nom est fort indifférent, pourvu qu'elle contienne une substance narcotique ou calmante unie à un corps gras (1). Ces pommades ont pour inconvénient commun de rancir, et d'irriter ainsi les tumeurs avec lesquelles elles sont en contact. Il faut donc avoir soin d'en renouveler souvent l'application, et d'enlever par des lotions d'eau tiède ce qui pourrait séjourner sur la partie malade ; néanmoins l'inconvénient qu'il y a dans ces contacts réitérés, qui souvent ne se font pas sans douleur, rend peut-être préférable aux corps gras un mucilage de graine de lin opiacée.

Si les tumeurs sont en proie à une vive inflammation, il ne faut pas temporiser : douze à quinze sangsues appliquées, non sur les tumeurs, mais dans leur voisinage, opèrent un dégorgement promptement salutaire. Si j'insiste pour qu'on ne fasse pas cette application sur les tumeurs elles-mêmes, c'est, qu'entre autres inconvénients, il peut en résulter une hémorrhagie très difficile à arrêter. Petit, célèbre chirurgien, cite deux cas semblables, où l'on ne se rendit maître du sang qu'à l'aide de tampons et de bains froids. C'est dans des circonstances analogues

---

(1) Consultez le Formulaire qui se trouve à la fin de l'ouvrage.

qu'on a employé *l'incision* des tumeurs par la lancette, opération qui produit leur dégorgement complet, et convient surtout quand le sang qu'elles renferment est coagulé.

Lorsque les hémorrhoïdes externes sortent dans les efforts faits par le malade pour aller à la garde-robe, il faut avoir soin de les faire rentrer avec le doigt enduit de beurre, ou à l'aide d'un tampon trempé dans l'eau fraîche. Pour les maintenir, on applique sur l'anus un tampon de linge ou de charpie, que l'on soutient avec un bandage qui passe entre les cuisses, s'attache par devant et par derrière à une ceinture maintenue autour des reins.

Quand on n'a pas eu la précaution de faire rentrer les tumeurs, il advient ce qu'on voit survenir journellement aux individus affectés de hernies : le sang continuant à y affluer, elles se trouvent étranglées par l'anneau musculeux que forme l'anus, et ne peuvent plus rentrer ; une inflammation gangréneuse, et par suite des accidents formidables, peuvent s'ensuivre si l'on ne porte un prompt secours. La réduction dans les premiers moments serait impossible ; le moindre contact est horriblement douloureux. C'est donc à dégorger les parties, à éteindre l'inflammation par des évacuations sanguines, qu'il faut songer d'abord. Si le malade est pléthorique, que les accidents soient graves, une saignée du bras devra précéder l'application des sangsues.

Néanmoins la réduction est un moyen palliatif qui n'obvie pas aux inconvénients qu'entraîne cette infirmité, les tumeurs reparaissant dès que le malade va à la selle; leur extirpation, par un procédé chirurgical, est la seule ressource qui reste. Il n'entre pas dans le plan de cet ouvrage d'indiquer les diverses méthodes opératoires employées dans ce but; leur description, qui n'appartient qu'à un traité de chirurgie, ne serait pas comprise de mes lecteurs; il leur suffira de savoir qu'elles se réduisent toutes, 1° à la *ligature* des tumeurs, au moyen de fils cirés qui les étreignent et les font tomber d'elles-mêmes, opération rarement employée, parce qu'elle détermine souvent de l'inflammation et des douleurs assez violentes pour occasioner la mort des malades, comme le célèbre chirurgien Petit en a été le témoin; 2° la *cautérisation* des tumeurs au moyen du fer rouge, procédé qui n'est pas moins discrédité; 3° enfin, l'*excision* et la *rescision*, communément employées aujourd'hui, consistant dans l'ablation des tumeurs au moyen d'instruments tranchants. Quel que soit le procédé mis en usage, l'opération entraîne quelquefois des hémorrhagies auxquelles on remédie, soit, comme l'exécute le professeur Boyer, par le tamponnement, soit, à l'exemple du professeur Dupuytren, à l'aide du fer rouge. L'hémorrhagie est d'autant plus grave qu'elle vient de plus haut, et se trouve moins accessible, par conséquent, aux secours de la chirurgie.

Quant au flux hémorrhoïdal sans tumeurs, s'il est assez abondant pour demander remède, c'est aux préceptes hygiéniques et au traitement général que j'ai déjà indiqués qu'il faudrait recourir; il est rare qu'il leur résiste. Si, par son abondance ou par sa longue durée, il inspirait des inquiétudes sérieuses, il faudrait se hâter d'employer toutes les ressources que l'art fournit contre les hémorrhagies : le bassin sera élevé sur un plan résistant, peu susceptible de s'échauffer, pour éviter que le sang n'afflue vers les organes qu'il contient; si le sujet est fort sanguin, on ouvre la veine du bras, on donne à l'intérieur une boisson délayante, comme l'orge ou le chiendent, dans laquelle on verse quelques gouttes de l'acide radical, du vinaigre (a cid acétique), ou d'eau de Rabel (alcool sulfurique).

Si le sujet est débilité, que le sang perdu par le fondement ne se coagule pas, on fait prendre à l'intérieur de plus forts astringents, tels que l'extrait de ratanhia en tisane ou en potion : on s'abstient généralement de tirer du sang, mais on frictionne la peau des membres avec quelque teinture aromatique; on place des ventouses sèches sur le devant du torse. M. Jobert leur préfère, dans cette occasion, des ligatures fortement serrées et placées autour des membres. Les applications froides, et même glacées, les lavements de même nature, sont parfois utiles dans cette circonstance. Il peut se faire que l'hémorrhagie, résistant à tous ces moyens, ne puisse être arrêtée que par des tampons destinés à comprimer les parties d'où s'écoule le sang; enfin, il est des cas où l'on s'est trouvé, par l'insuccès de toute autre médication, dans la nécessité d'extirper sur-le-champ les hémorrhoïdes. Ici les livres se taisent, et le médecin, inspiré par ses lumières et son expérience, ne peut prendre conseil que de la circonstance.

Chapitre neuvième.

DES HÉMORRHOIDES

QU'IL FAUT RESPECTER :

DES CAS OU IL EST AVANTAGEUX DE LES PROVOQUER.

Nous n'aurions rempli qu'incomplétement notre tâche, si nous n'examinions, en terminant, deux questions qui se présentent dans l'histoire des hémorrhoïdes : dans quels cas faut-il provoquer, dans quels cas faut-il respecter cette infirmité douloureuse?

Si quelquefois on a dit trop de mal des hémorrhoïdes, bien plus souvent on en a dit trop de bien ; et quand j'entends un médecin parler à la légère de *provoquer* les hémorrhoïdes, j'en conclus deux choses : premièrement, c'est qu'il ignore quelles terribles douleurs elles font parfois éprouver, et les graves résultats qu'elles peuvent avoir; secondement, c'est qu'il n'a pas réfléchi combien il est rare d'atteindre le but proposé, et que ce que *médecin veut, nature ne le veut pas* toujours.

Il y a dans cette question quelque chose de très clair et qu'il ne faut jamais perdre de vue : c'est qu'il est assez rare de voir l'apparition des hémorrhoïdes être bien évidemment utile, tandis qu'il est d'expérience journalière de voir leur suppression être suivie de très fâcheuses conséquences. Néanmoins, chez les individus pléthoriques, dont les fonctions cérébrales ou respiratoires sont fréquemment troublées par l'abord trop considérable de sang, un mouvement hémorrhagique, dirigé vers des organes dont la lésion ne compromet pas essentiellement la vie, comme le rectum, sera une sauve-garde contre des maladies plus graves. Chez les personnes qui portent une maladie chronique, du cœur ou du foie principalement, il peut y avoir un bénéfice constant à provoquer les hémorrhoïdes ; mais il faut, en tous cas, que la nature ait manifesté quelque tendance à produire ce résultat, sans quoi on s'exposerait à tourmenter inutilement le malade, ou quelquefois à développer une maladie bien réelle pour éviter celle qu'on prévoit.

Il est divers moyens qu'on combine avec avantage pour provoquer les hémorrhoïdes : les sangsues employées en petit nombre (deux à quatre), et placées, à des époques régulières, à l'anus ; les bains de siége chauds, les fumigations aromatiques dirigées vers l'anus; des suppositoires dans lesquels entre la poudre d'aloès; cette même substance en lavements ou en pilules prises matin et soir. Le sel de Glauber (sulfate de soude), à la dose d'une demi-once dans une pinte d'eau, remplit, suivant le professeur Récamier, les mêmes indications.

Lorsque la suppression subite de l'écoulement sanguin est suivie de divers dérangements dans la santé, il faut mettre en œuvre pour le rappeler, les moyens que je viens d'indiquer comme propres à le provoquer : sangsues, bains chauds, lavements irritants; et je ne crois pas devoir au reste, m'étendre sur ce cas, qui réclame toujours les avis d'un médecin.

Le grand Hippocrate plaçait les hémorrhoïdes au nombre des maladies qu'il est dangereux de guérir. Un estimable professeur de l'école de Paris partage aujourd'hui encore cette opinion. Lorsque les tumeurs sont indolentes ou peu douloureuses, qu'elles n'apportent que peu ou pas de gêne à l'exercice des fonctions, je pense aussi qu'il y aurait de l'inconséquence à vouloir s'en débarrasser par une opération chirurgicale : mais je persiste à croire celle-ci utile dans les cas contraires. On peut établir, en thèse générale, qu'il faut, autant que possible, se résigner à subir les incommodités qu'elles entraînent : 1° lorsqu'elles succèdent à quelques maladies

chroniques dont les symptômes ont été sensiblement amendés depuis leur apparition, notamment aux maladies du cœur, du foie, du cerveau, et des poumons; 2° lorsqu'elles se montrent chez des individus très sanguins, pour lesquels on redoute des hémorrhagies de poumon, du cerveau (apoplexie), 2° quand l'écoulement hémorrhoïdal est périodique ou dure depuis longues années; car dans ce cas la suppression entraîne presque toujours de graves accidents.

Formulaire

OU

PRESCRIPTIONS MÉDICAMENTEUSES

EMPLOYÉES CHEZ LES HÉMORRHOÏDAIRES.

Cérat opiacé.

P. Graisse purifiée, *une once.*
Extrait d'opium, *dix grains.*

Mêlez. — Il faut oindre les tumeurs avec cette pommade, dont on prend gros comme une noisette.

Il est indiqué dans les hémorrhoïdes extrêmement douloureuses.

Liniment sédatif.

P. Onguent populéum, 2 *onces.*
Laudanum liquide, *demi-on.*
Jaune d'œuf, *deux.*

Faites le mélange, avec lequel on oindra les tumeurs.

Ce liniment, recommandé par Buchan, est très efficace dans les mêmes cas que la pommade précédente.

Pommade de belladone.

<table>
<tr><td>P. Eau distillée, une once.
Cérat simple, ... id.
Extrait de belladone, 1 gros.</td><td>Prenez de cette pommade gros comme une fève.</td></tr>
</table>

La pommade de belladone convient dans les hémorrhoïdes accompagnées de constriction douloureuse à l'anus, constriction parfois telle, qu'il n'est pas possible d'introduire une canule dans le fondement.

Pommade de noix de galle.

P. Poudre de noix de galle, *une once.*
Opium purifié et pulvérisé, *demi-gros.*
Acétate de plomb liquide (eau de Goulard), *un gros.*
Graisse préparée, *deux onces.*
Cire, *un gros.*

Cette préparation convient dans les hémorrhoïdes douloureuses avec relâchement, fongosité de la muqueuse, ou lorsqu'il y a complication de chute du fondement.

Pommade de concombres.

<table>
<tr><td>P. Graisse de porc purifiée.
Suif de veau.
Suc de concombres.
Amidon.</td><td>Cette pommade se fait au moyen d'un procédé assez compliqué, qui ne peut trouver place que dans les livres de pharmacie.</td></tr>
</table>

Elle convient dans les hémorrhoïdes accompagnées de vive chaleur, de crevasses.

Mucilage de graines de lin et de têtes de pavot.

Faites bouillir *trois têtes de pavot* concassées dans une chopine d'eau, avec suffisante quantité de *graines de lin*, pour former un mucilage, dont on imbibe les compresses, qu'on applique légèrement tièdes, dans le cas où le cataplasme de farine de lin incommode par son poids.

Tisane astringente.

Riz mondé et lavé, *demi-once.*

Corne de cerf râpée (carbonate de chaux), *deux gros.*

Faites bouillir un quart-d'heure dans trois livres d'eau commune.

Ajoutez à la liqueur refroidie une once et demie de sirop de grande consoude.

A boire par verres, dans le flux hémorrhoïdal abondant. On rend cette tisane plus active en y ajoutant quelques gouttes d'acide acétique ou d'eau de Rabel par verrée; mais il ne faut pas l'employer indistinctement dans tous les cas.

Nota. Je n'ai pas cru devoir indiquer certaines préparations dont l'emploi inconsidéré peut amener de graves accidents, comme les pommades dans lesquelles entre l'oxide de plomb.

Table.

Table.

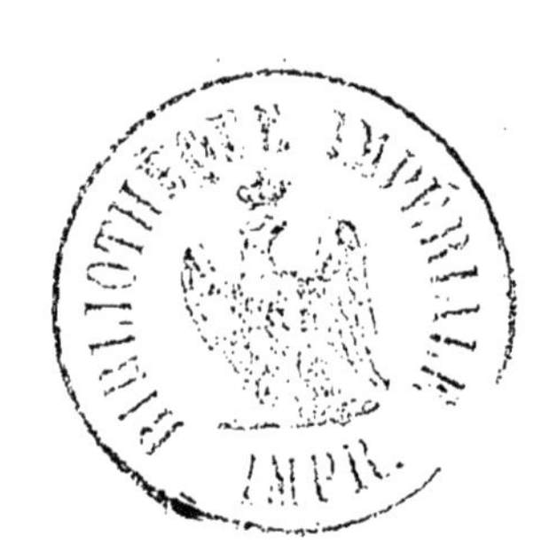
BIBLIOTHÈQUE IMPÉRIALE
IMPR.

www.ingramcontent.com/pod-product-compliance
Ingram Content Group UK Ltd.
Pitfield, Milton Keynes, MK11 3LW, UK
UKHW021004180726
13838UKWH00003B/1437